BEI GRIN MACHT SICH IHR WISSEN BEZAHLT

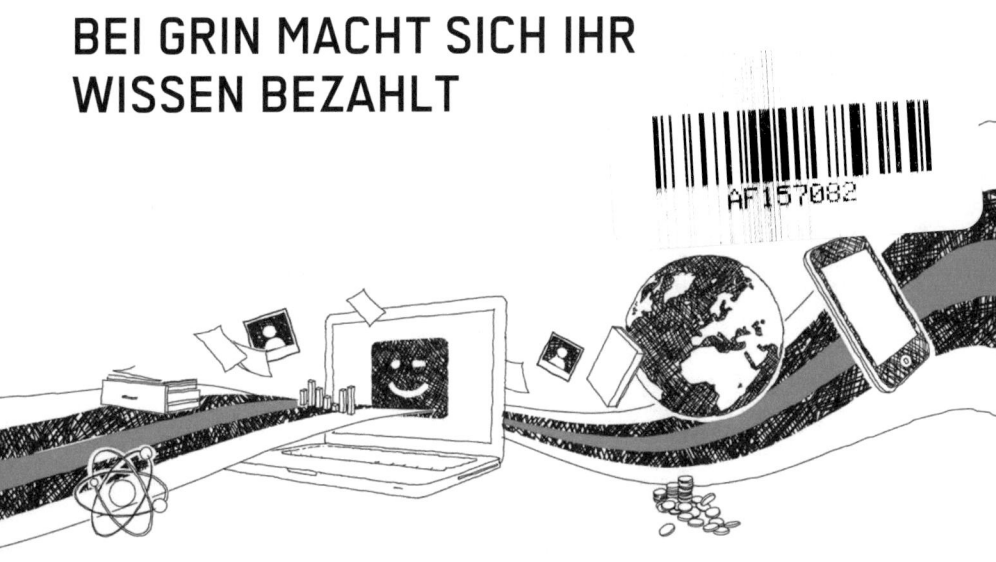

- Wir veröffentlichen Ihre Hausarbeit,
  Bachelor- und Masterarbeit

- Ihr eigenes eBook und Buch -
  weltweit in allen wichtigen Shops

- Verdienen Sie an jedem Verkauf

Jetzt bei www.GRIN.com hochladen und kostenlos publizieren

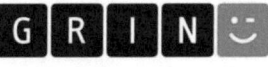

Die Krankenversicherungsreform in den Niederlanden 2006. Möglichkeiten für eine Reform des deutschen Krankenversicherungssystems

Mascha Lammers

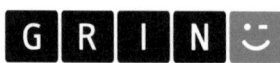

Bibliografische Information der Deutschen Nationalbibliothek:

Die Deutsche Nationalbibliothek verzeichnet diese Publikation in der Deutschen Nationalbibliografie; detaillierte bibliografische Daten sind im Internet über http://dnb.d-nb.de abrufbar.

ISBN: 9783346531056
Dieses Buch ist auch als E-Book erhältlich.

© GRIN Publishing GmbH
Nymphenburger Straße 86
80636 München

Druck und Bindung: Books on Demand GmbH, Norderstedt Germany
Gedruckt auf säurefreiem Papier aus verantwortungsvollen Quellen

Das vorliegende Werk wurde sorgfältig erarbeitet. Dennoch übernehmen Autoren und Verlag für die Richtigkeit von Angaben, Hinweisen, Links und Ratschlägen sowie eventuelle Druckfehler keine Haftung.

Das Buch bei GRIN: https://www.grin.com/document/1149204

Westfälische Wilhelms-Universität Münster
Zentrum für Niederlande Studien
Seminar: Wirtschaftsstrukturen und Wirtschaftsbeziehungen
Sommersemester 2020

Die Krankenversicherungsreform in den Niederlanden 2006

Möglichkeiten für eine Reform des deutschen Krankenversicherungssystems

Von:

Mascha Lammers
1-Fach Bachelor Niederlande-Deutschland-Studien

Inhaltsverzeichnis

1. Einleitung

Wie lange kann das deutsche Gesundheitssystem, wie wir es heute kennen, noch existieren? Zwar erwirtschafteten die Krankenkassen momentan noch Überschüsse, im Hinblick auf den demographischen Wandel unserer Gesellschaft verschärft sich der Kostendruck auf das Gesundheitssystem allerdings immer weiter. Daher lohnt es sich einen Blick auf die Gesundheitssysteme der Nachbarländer zu werfen, um vielleicht von ihren Lösungsansätzen und Reformen zu profitieren.

Der Fokus dieser Arbeit soll auf den Inhalten der niederländischen Krankenversicherungsreform 2006 liegen und ferner prüfen welche Elemente der Reform auf das deutsche System übertragbar wären.

In einem ersten Schritt werden zunächst drei Grundmodelle von internationalen Gesundheitssystemen erläutert, um eine Einordnung, der in dieser Arbeit analysierten Modelle zu erleichtern. Das dritte Kapitel beschäftigt sich zunächst mit dem Krankenversicherungssystem der Niederlande vor der Reform 2006 und dann mit den Inhalten der Reform. Die sowohl positiven als auch negativen Auswirkungen der Reform werden in Kapitel 4 genauer analysiert. Um eine Übertragbarkeit auf das deutsche System zu prüfen, beginnt das fünfte Kapitel mit einem kurzen Überblick über das deutsche Krankenversicherungssystem. Die Arbeit schließt mit einem Fazit in Kapitel sechs ab.

2. Grundmodelle von Gesundheitssystemen im internationalen Vergleich

Gesundheitsmodelle im internationalen Vergleich lassen sich in drei Grundmodelle unterteilen: das staatliche Gesundheitssystem, das Sozialversicherungsmodell und das marktwirtschaftliche Gesundheitssystem.

Da Gesundheitssysteme „nicht von Fachleuten am Reißbrett entworfen werden, sondern sich in längerfristigen und national unterschiedlich verlaufenden historisch-politischen Prozessen entwickeln"[1] gibt es zumeist keines dieser Modelle in seiner Reinform.

Bei einem staatlichen Gesundheitssystem würden die Mittel für Gesundheitsausgaben komplett aus Steuermitteln finanziert, die Leistungserbringer in diesem System wären Angestellte des Staates bzw. öffentlicher Einrichtungen[2]. Diesem Modell zuzuordnen sind beispielsweise die Gesundheitssysteme Großbritanniens, Schwedens, Dänemarks, Irlands, Griechenlands, Spaniens und Italiens.

Das zweite Modell ist das Sozialversicherungsmodell , dieses zeichnet sich dadurch aus, dass die Finanzierung über Sozialversicherungsbeiträge gewährleistet wird und die Leistungserbringung sowohl in öffentlicher als auch in privater Hand liegt, aber ohne das Ziel der Gewinnmaximierung erfolgt. Vertreter des Sozialversicherungsmodells sind unter anderem Deutschland und die Niederlande.

Das marktwirtschaftliche Gesundheitsmodell arbeitet, wie der Name vermuten lässt, nach dem Prinzip der freien Marktwirtschaft. Die Absicherung der Versicherten übernehmen also private Unternehmen, genauso wie die Leistungserbringung. Im Vordergrund steht hier die Gewinnerzielung und -maximierung. Das bekannteste Beispiel, welches diesem Modell am nächsten kommt, ist das System der USA.

---

[1] vgl. Burkhardt und Gerlinger 2012
[2] vgl. Simon 2010, S. 94

3

3. Das Krankenversicherungssystem in den Niederlanden

Um das heutige Krankenversicherungssystem der Niederlande und die Reform von 2006 zu verstehen, ist es sinnvoll einen Blick auf das System vor 2006 und dessen grundlegende Probleme zu werfen.

3.1 Das alte System vor der Reform 2006

Das niederländische Krankenversicherungssystem baute seit 1967 auf ein sogenanntes 3-Säulen-Modell auf.

Die erste Säule was das *Algemeen Wet van Bijzonder Ziekte* (AWBZ) und entsprach in etwa der deutschen Pflegeversicherung. Diese war für alle Niederländer verbindlich und deckte die Grundversorgung ab.[3] Finanziert wurde dies durch einkommensabhängige Beiträge der Versicherten.

Die zweite Säule bildeten das *Ziektefondswet* (ZFW), die soziale Pflichtversicherung, und die *Particuliere verzekering* (PKV), die private Vollversicherung. Welche dieser beiden Versicherungen man in Anspruch nahm, war einkommensabhängig. Bei einem jährlichen Einkommen unter 33.150 Euro, beziehungsweise 21.000 Euro bei Selbstständigen, war man in der ZFW pflichtversichert. Wurde diese Einkommensgrenze, auch als Bemessungsgrenze bezeichnet, überschritten so musste man in die private Vollversicherung übergehen. Bei der PKV hatte man die Wahl zwischen einer Standardpolice und einem risikoadäquat kalkuliertem Vertrag. Die Standardpolice umfasste quasi den gleichen Leistungsumfang wie die soziale Pflichtversicherung, mit einer jährlichen Prämie von 110 Euro. Die private Vollversicherung wurde durch zwei Beitragsteile finanziert. Zum einen durch einen einkommensabhängigen Vertrag von 8,45% des Einkommens, dieser wurde direkt vom Arbeitgeber an eine zentrale Kasse abgeführt, und einer beitragsunabhängigen Prämie von ungefähr 550 Euro im Jahr, die direkt von den Krankenkassen erhoben wurde.[4]

Die dritte Säule bildete die private Zusatzversicherung, diese Säule wurde bei der Reform beibehalten und sogar weiter ausgebaut.

---

[3] vgl. Kyre 2010, S. 451
[4] vgl. Kyre 2010, S. 452

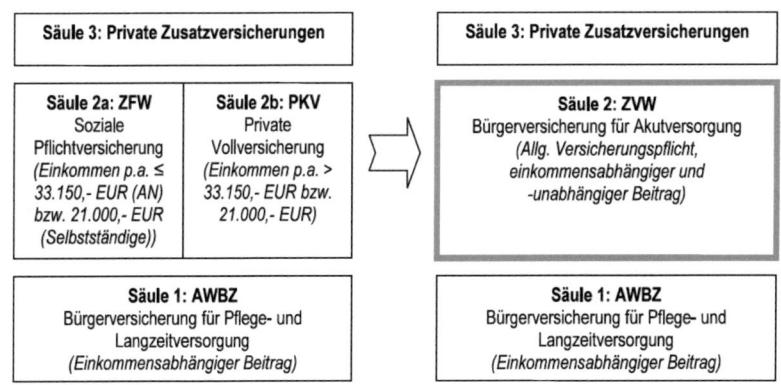

Abb 1. Das niederländische „3-Säulen-Modell" vor und nach der Reform,
Quelle: Kyre 2010, S. 452

3.2 Die Inhalte der Reform

Die Ziele der Reform waren die Schaffung von mehr Solidarität durch ein einheitliches Krankenversicherungssystem, die Effizienzsteigerung durch mehr Wettbewerb, sowohl unter den Versicherern als auch unter den Leistungserbringern, Förderung der Eigenverantwortung von Versicherten und die Kostendämpfung.[5]

Die niederländische Reform des Krankenversicherungssystems besteht aus verschiedenen Elementen, im Folgenden werden die relevantesten genannt und erläutert.

Eins der wohl wichtigsten Elemente ist die allgemeine Versicherungspflicht für die gesamte niederländische Bevölkerung, dabei ist jeder Niederländer über 18 Jahren selbst für seinen Versicherungsschutz verantwortlich. Kinder unter 18 Jahren werden vollständig aus staatlichen Fonds versichert, deren Finanzierung wird im Verlauf des Kapitels noch erläutert.

Wer der allgemeinen Versicherungspflicht nicht nachkommt, muss im Krankheitsfall vollumfänglich für die Behandlungskosten aufkommen oder alternativ eine Strafzahlung in Höhe von 130% des einkommensabhängigen Beitrags über den nicht erbrachten Zeitraum, rückwirkend bis zu fünf Jahren leisten. [6]

Ein weiteres tiefgreifendes Element ist die Privatisierung des gesamten Krankenversicherungssektors, mit dem Ziel den Wettbewerb zwischen den verschiedenen Anbietern zu erhöhen und somit die Kosten, bei steigender Qualität, zu senken. Hierbei ist

---

[5] vgl. Arentz 2018, S. 6
[6] vgl. Kyre 2010, S. 456

es wichtig zu erwähnen, dass die Versicherungsunternehmen zwar auf einer privatrechtlichen Grundlage agieren, allerdings den staatlichen Regelungen des *Zorgverzekeringswet* unterliegen. Überwacht wird dies durch die, im Rahmen der Reform, neu geordnete Aufsicht der Krankenversicherungen. Die niederländische Nationalbank ist somit, beispielsweise, seit 2006 für die Prüfung von neuen Anbietern und die Überwachung der Liquiditätsanforderungen zuständig.[7]

Ein Schwerpunkt der Reform lag in der Zusammenführung der beiden Teilbereiche aus der ehemaligen zweiten Säule zu einer einheitlichen Bürgerversicherung für die medizinische Grundversorgung.

Diese einheitliche Bürgerversicherung beinhaltet einen Leistungskatalog, der jedem Versicherten eine Basisversorgung zusichert und Leistungen wie ambulante Behandlungen, Krankenhausbehandlungen, bestimmte Arznei- und Hilfsmittel und einen beschränkten Zugang zu zahnmedizinischen Behandlungen abdeckt. Der Leistungskatalog wird jährlich von der Politik neu definiert. Für Leistungen, die über diese Grundversorgung hinausgehen, kann sich jeder Versicherte freiwillig zusatzversichern und bestimmt somit den Versicherungsumfang selbst. Die freiwillige Zusatzversicherung ist somit ein weiterer Faktor, um den Konkurrenzkampf unter den Versicherungsanbietern zu erhöhen.

Ein Ziel der Reform war die Bildung eines Modells, bei der sich die Versicherungsbeiträge aus einkommensabhängigen und einkommensunabhängigen Prämien zusammensetzen. Dies wurde durch eine einheitliche Pauschale plus 6,5% vom Einkommen bei Angestellten umgesetzt[8], die einheitliche Pauschale liegt im Reformjahr bei ungefähr 90 Euro im Monat. Der einkommensabhängige Betrag wird vom Arbeitgeber in staatliche Fonds eingezahlt. Um Selbstständige nicht zu stark zu belasten, wurde für sie ein ermäßigter Betrag von 4,4% festgelegt[9].

Geringverdiener und Arbeitslose zahlen die gleiche Pauschale, werden aber durch Zuschüsse aus staatlichen Fonds unterstützt, bei dieser staatlichen Transferleistung handelt es sich nur um eine anteilige Unterstützung gemessen am Einkommen, in maximaler Höhe von 403 Euro bei Alleinstehenden und 1.155 Euro für Partner[10].

Zuschüsse werden gewährleistet bei einer Einkommensobergrenze von circa 25.000 Euro bei Alleinstehenden und von circa 40.000 Euro bei Partnern.[11]

---

[7] vgl. Kyre 2010, S. 456
[8] vgl. Lass 2006, S. 1
[9] vgl. Kyre 2010, S. 457
[10] Als Partner gelten Ehepartner und eingetragene Lebenspartnerschaften
[11] Vgl. Kyre 2010. S. 458

Eine weitere Reformmaßnahme ist die freie Wahl der Krankenkasse und die Möglichkeit des jährlichen Versicherungswechsel für Versicherte. Hiermit soll zum einen auch wieder der Wettbewerb zwischen den Kassen erhöht werden und zum anderen die Eigenverantwortung der Versicherten gefördert werden.

Durch die Reform ist es Versicherungsgesellschaften möglich selektive Verträge mit Leistungserbringern abzuschließen, um ihren Versicherten das bestmögliche Angebot zu bieten. Dies hat zur Folge, dass nicht nur Versicherungsgesellschaften im direkten Wettbewerb stehen, sondern auch die Leistungserbringer um die Gunst der Versicherungsgesellschaften.

Um trotz all dieser wettbewerbsfördernden Maßnahmen einen fairen Wettbewerb zu garantieren und die Interessen der Versicherten zu wahren, wurden auch Elemente wie der Kontrahierungszwang und der morbiditätsbedingte Risikostrukturausgleich in die Reform integriert. Dank des Kontrahierungszwangs ist die Risikoselektion der Versicherten im Bereich der Basisversicherung unzulässig und jeder Versicherte hat das Recht auf einen sofortigen Abschluss einer Basisversicherung bei einem Versicherer seiner Wahl. Der morbiditätsorientierte Risikostrukturausgleich richtet sich nach dem tatsächlichen Gesundheitszustand der Versicherten und wird aus staatlichen Fonds finanziert.

Im Vorangegangen war nun schon häufiger die Rede von staatlichen Fonds aus denen unter anderem die Versicherung von Kindern unter 18 Jahren, Geringverdienern und Erwerbslosen und der morbiditätsorientierte Risikostrukturausgleich finanziert wird. Diese Fonds setzen sich aus verschiedenen Finanzierungsbestandteilen zusammen, einen Teil machen die vom Arbeitgeber direkt abgeführten einkommensabhängigen Prämien aus und ein weiterer Teil wird aus Steuermitteln finanziert.

4. Auswirkungen der Reform

Wie jede Reform, birgt auch die niederländische Krankenversicherungsreform einige Vor-, aber auch Nachteile, diese werden im Folgenden erläutert.

4.1 Positive Auswirkungen der Reform

Die Reform hat in den Niederlanden einen einheitlichen vom Staat regulierten Versicherungsmarkt geschaffen, hierdurch können Unterschiede bei der Beitragshöhe und dem Leistungsumfang zwischen der gesetzlichen und privaten Krankenversicherung vermieden werden[12] und der Versicherungsmarkt ist ein Stück weit transparenter und kosteneffizienter geworden. Ebenfalls positiv zu vermerken ist die erhöhte Wahlmöglichkeit für Versicherte, sie können durch die Reform nicht nur ihr Versicherungsunternehmen frei wählen und zudem jährlich wechseln, sondern sich auch den Umfang ihrer Versicherung durch die freiwilligen Zusatzversicherungen individuell und eigenverantwortlich zusammenstellen.

Auch die Einführung einer Akzeptanzpflicht für die Versicherer ist eine positive Auswirkung der Reform, da so eine Risikoauswahl der Versicherten verhindert wird, ergänzend hierzu ist der Risikostrukturausgleich zu erwähnen, der trotz der Akzeptanzpflicht einen fairen Wettbewerb möglich macht.

4.2 Negative Auswirkungen der Reform

Die wohl am häufigsten genannte negative Auswirkung ist die dauerhafte hohe Ausgabenbelastung des Staates durch die Zuschüsse für Geringverdiener, Arbeitslose und Kinder, 2006 wurden hier 3,6Mrd Euro fällig, da etwa 60% der Niederländer zuschussberechtigt waren[13].

Auch die Entwicklung der Basisprämie wird kritisch gesehen, da sie bei Eintritt der Reform 2006 noch unter dem Selbstkostenpreis lag und seitdem mehr oder weniger linear angestiegen ist, wie in Abbildung zwei erkennbar ist.

Des Weiteren negativ zu vermerken sind die Pauschalprämien, die besonders Familien mit mittleren Einkommen und Rentner stärker belasten, als es vor der Reform der Fall war.

Die oben genannte Akzeptanzpflicht ist zwar ein Schritt in die richtige Richtung, reicht allerdings nicht aus, um für alle eine gleiche Versicherungsgrundlage zu schaffen, da sie nur für die Basisversicherung gilt und nicht auch für die Zusatzversicherungen. Auch

---

[12] vgl. Lass 2006, S. 3
[13] vgl. Lass 2006, S. 3

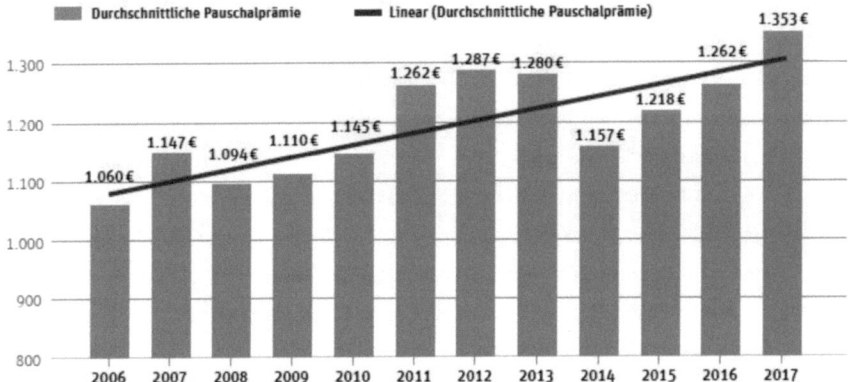

Abb. 2 Entwicklung der durchschnittlichen Pauschalprämie in den Niederlanden seit 2006
Quelle Arentz 2018, S. 24

5. Das Krankenversicherungssystem in Deutschland

5.1 Ein kurzer Überblick über das deutsche Gesundheitssystem

Das deutsche Krankenversicherungssystem wie wir es heute kennen, hat seinen Ursprung in der Sozialgesetzgebung 1883 unter Bismarck.

Die gesetzliche Grundlage für das deutsche Krankenversicherungssystem in Deutschland bilden das fünfte Sozialgesetzbuch (SGB V) und die Reichsversicherungsordnung (RVO). Ähnlich wie im niederländischen System vor der Reform 2006 hat auch Deutschland ein duales Krankenversicherungssystem, bestehend aus der gesetzlichen Krankenversicherung (GKV) und der privaten Krankenversicherung (PKV). Allerdings nimmt die GKV hier die dominierende Rolle ein, etwa 90% der deutschen Bevölkerung sind in gesetzlichen Krankenkassen versichert und die 57% der Gesundheitsausgaben werden von den Gesetzlichen getragen[14].

Ein Großteil der Versicherten der GKV sind dort pflichtversichert, hierzu zählen Angestellte, Auszubildende und Studenten, Rentner und auch Arbeitslose. Zu beachten ist, dass Angestellte nur dann pflichtversichert sind, wenn ihr monatliches Einkommen die Beitragsermessungsgrenze nicht überschreitet, falls dies der Fall sein sollte, können sie der GKV freiwillig beitreten oder sich bei einer privaten Krankenversicherung versichern. Für Freiberufler und Selbstständige gilt die gleiche Regel, sie können der GKV freiwillig beitreten oder sich privat versichern. Generell gilt für alle Versicherten die freie Versicherungswahl.

Der Leistungskatalog der GKV umfasst Leistungen zur Förderung der Gesundheit, Krankenbehandlung, Arznei-, Heil- und Hilfsmittel, häusliche Krankenpflege, Krankenhausbehandlungen und Maßnahmen zur Rehabilitation[15]

Die Beiträge der Versicherten werden jeweils zur Hälfte vom Arbeitgeber und vom Versicherten selbst gezahlt, sie sind abhängig vom Einkommen. Seit der Einführung der Gesundheitsfonds im Jahr 2009 ist der Beitragssatz von 14,6% für alle Kassen gleich.

5.2 Übertragbarkeit der niederländischen Reform auf das deutsche System

Nachdem nun beide Systeme und ihre Eigenarten bekannt sind, lässt sich die Anwendbarkeit der niederländischen Reform auf das deutsche System prüfen.

Zunächst einmal sei gesagt, dass die Reform aufgrund der Unterschiede im System und der Gesellschaft zwischen Deutschland und den Niederlanden nicht einfach so und

---

[14] vgl. Simon 2010, S. 127
[15] vgl. Burkhardt und Gerlinger 2012

vollumfänglich übertragbar ist, es aber durchaus im Rahmen des Möglichen liegt verschiedene Elemente zu übernehmen oder abzuwandeln.

Zwar herrschte vor der Reform in den Niederlanden auch ein Dualismus von GKV und PKV, allerdings waren dort die Unterschiede zwischen den beiden Versicherungstypen geringer[16]. Hinzu kommt, dass private Krankenversicherungen, anders als in Deutschland, schon vor der Reform dominierten, denn wer die Bemessungsgrenze von 33.000 Euro jährlichen Einkommens überschritt, konnte sich nur privat oder gar nicht versichern. Auch waren Einkommensunabhängige Pauschalbeträge in den Niederlanden schon seit den 1980er Jahren üblich. Des Weiteren waren private Krankenversicherungen in den Niederlanden anders organisiert, als die Deutschen, sie arbeiteten nach dem Umlageverfahren und nicht nach dem in Deutschland üblichen Kapitaldeckungsprinzip. Das bedeutet, dass privat Versicherte in den Niederlanden keine Altersrückstellungen angespart haben, die bei der Reform kompliziert umverteilt werden mussten.

Ein weiterer gravierender Unterschied ist die Vergütung der Leistungserbringer, in den Niederlanden erhielten die Leistungserbringer schon von der Reform eine einheitliche Vergütung, unabhängig davon, ob der Versicherte bei einer gesetzlichen oder privaten Krankenkasse versichert war.

Neben diesen strukturellen Unterschiede weisen auch die Gesellschaften beider Nationen Differenzen auf. Da in den Niederlanden bereits Mitte der 1990er Jahre der Leistungskatalog schrittweise verkleinert wurde, bekamen so die Versicherten mehr Eigenverantwortung und auch die Kassen wurden so an den Wettbewerb um Versicherte untereinander gewöhnt. Auch war in den Niederlanden das Interesse von Medien, Ärzten und Versicherten an der Reform im Vorfeld relativ gering, in Deutschland dagegen ist das Interesse an Reformen in der Regel relativ hoch[17]. Erschwert wird die Durchführung von Reformen und neuer Konzepte durch die auseinandergehenden Standpunkte der verschiedenen Interessensvertreter der Gesundheitsbranche.

Aber wie zu Beginn gesagt, gibt es trotz dieser Unterschiede Elemente, die Potenzial für das deutsche System bieten.

Eine Vereinheitlichung des Versicherungsmarktes durch das Zusammenführen von PKV und GKV würde für mehr Solidarität in der Gesundheitsversorgung sorgen, da die in Deutschland häufig bemängelte „2-Klassen-Medizin" so in weiten Teilen wegfallen würde, als zentrale Voraussetzung hierfür ist allerdings zunächst einmal die Angleichung des Vergütungsniveaus der Leistungserbringer notwendig.

---

[16] vgl. Lass 2006, S.3
[17] vgl. Lass 2006, S. 4

Vorbildcharakter für das deutsche System bietet auch die Akzeptanzpflicht, die es jedem möglich macht, eine Krankenversicherung für die medizinische Grundversorgung abzuschließen, um hier einen fairen Wettbewerb für die Krankenkassen zu schaffen, wäre auch eine Übernahme des Risikostrukturausgleichs zumindest in Teilen notwendig.

6. Fazit

Wie am Anfang schon erwähnt ist es sinnvoll sich Reformen anderer Länder anzusehen, um aus ihnen Konsequenzen für Reformen im eigenen Land zu ziehen. Allerdings sollte man auch immer Vorsicht walten lassen, da jedes System seine Eigenheiten hat und aufgrund seiner strukturellen und gesellschaftlichen Struktur zumeist fest verankert ist. Dadurch können gleiche Reformansätze in unterschiedlichen Systemen komplett unterschiedliche Auswirkungen haben.

Das niederländische Krankenversicherungsreform bietet durchaus Ansatzpunkte für das deutsche System, denn die Niederländer haben durch ihre Reform einige positive Wirkungen auf ihr Gesundheitssystem erzielen können. Da wäre zum einen der Abbau der Zwei-Klassen-Medizin und zum anderen die Steigerung der Kosteneffizienz und Steigerung der Qualität durch die Wettbewerbssteigerung.

Allerdings ist es für eine solche Reform dringend notwendig die verschiedenen Interessensgruppen der deutschen Gesundheitsbranche zu einen, um eine Reform auf den Weg zu bringen, die sowohl den Interessen von Versicherern als auch denen von Versicherten und Leistungserbringern in bestem Maße entgegen kommt.

7. Literatur- und Quellenverzeichnis

Arentz, Christine, *Die Krankenversicherung in den Niederlanden seit 2006. Analyse der Reform und ihrer Auswirkungen*, Köln 2018.

Burkhardt, Wolfram/ Gerlinger, Thomas, *Das Gesundheitswesen in Deutschland – Ein Überblick*, 01.03.2012, online unter https://www.bpb.de/politik/innenpolitik/gesundheitspolitik/72547/gesundheitswesen-im-ueberblick, eingesehen am 02.08.2020.

Gerlinger, Thomas, *Jüngere Reformen in der Gesundheitspolitik der Niederlande*. 01.03.2012, online unter: https://www.bpb.de/politik/innenpolitik/gesundheitspolitik/72980/juengere-reformen, eingesehen am 02.08.2020.

Grunenberg, *Guido, Gesundheitssysteme in Europa: Das Gesundheitssystem der Niederlande*, online unter: https://www.ewi-psy.fu-berlin.de/einrichtungen/arbeitsbereiche/ppg/aservice/newsletter/iPG-newsletter_archiv/iPG-NL-02-03/Gesundheitssysteme_in_Europa/index.html, eingesehen am 01.08.2020.

Kyre, Magnus, *Die niederländische Gesundheitsreform 2006 – Vorbild für eine weitere Reform des Krankenversicherungswesens in Deutschland?* 17.10.2010, online unter https://link.springer.com/content/pdf/10.1007/s12297-010-0111-5.pdf, eingesehen am 18.08.2020.

Lass, Katja, *Die Gesundheitsreform in den Niederlanden – Ein Vorbild für Deutschland?* August 2006, online unter https://library.fes.de/pdf-files/id/03896.pdf, eingesehen am 20.08.2020.

Simon, Michael, *Das Gesundheitssystem in Deutschland. Eine Einführung in Struktur und Funktionsweise*, 3. überarbeitete u. aktualisierte Aufl., Bern 2010.

Wendt, Claus, *Krankenversicherung oder Gesundheitsversorgung? Gesundheitssysteme im Vergleich*, 3. Überarbeitete Aufl., Siegen 2013

8. Abbildungsverzeichnis

Abbildung 1: Kyre, Magnus, *Die niederländische Gesundheitsreform 2006 – Vorbild für eine weitere Reform des Krankenversicherungswesens in Deutschland?* 17.10.2010, online unter https://link.springer.com/content/pdf/10.1007/s12297-010-0111-5.pdf, eingesehen am 18.08.2020, S. 452.

Abbildung 2: Arentz, Christine, *Die Krankenversicherung in den Niederlanden seit 2006. Analyse der Reform und ihrer Auswirkungen*, Köln 2018, S. 24

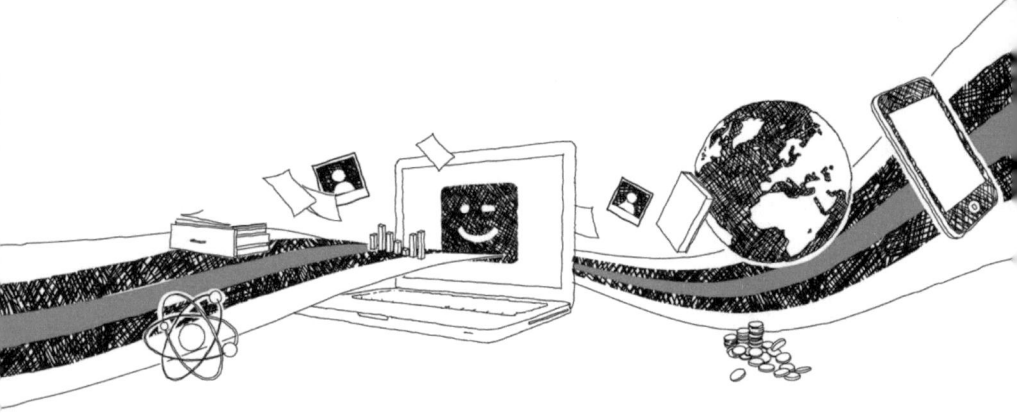
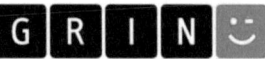